PRÉCIS

SUR

LA NOUVELLE PRATIQUE

DU DENTISTE D'AUJOURD'HUI

PRÉCIS

SUR LA

NOUVELLE PRATIQUE

DU DENTISTE D'AUJOURD'HUI

RENFERMANT D'UTILES ENSEIGNEMENTS ET L'EXPLICATION

D'UN PERFECTIONNEMENT APPORTÉ AUX DENTIERS ET PIÈCES ARTIFICIELLES

BREVETÉ S. G. D. G.

PAR B. BARWIS

CHIRURGIEN-DENTISTE ANGLAIS

> La vérité est un coin qu'il faut faire entrer
> par le gros bout.   FONTENELLE

Prix : 1 franc

PARIS

CHEZ L'AUTEUR, 10, RUE D'ALGER

(PRÈS LE JARDIN DES TUILERIES)

ET CHEZ LES PRINCIPAUX LIBRAIRES

1865

TABLE DES MATIÈRES

INTRODUCTION

———

Si parmi mes lecteurs il s'en trouve quelques-uns assez au fait de ce sujet pour ne pas avoir besoin des simples faits que contient cet opuscule, qu'ils se rappellent que la moitié du monde ignore les vérités qui composent cet écrit, car il est bien peu de personnes qui possèdent la moindre notion de l'art dentaire, et l'on peut affirmer, sans être accusé d'exagération, que beaucoup qui se croient initiés sont étrangers aux branches de cette science qui ont trait spécialement à la conservation des dents et au remplacement de celles qui sont tombées. Peut-être ce fait regrettable tient-il à ce que, jusqu'à présent, il n'a point été publié sur la matière d'ouvrage suffisamment concis et sérieux contenant des théories à la portée de tout le monde et au point de vue de l'intérêt du patient.

La présente notice est destinée à combler une telle lacune, et à faire connaître au public ce que toute personne doit savoir sur ce sujet, pour sa propre sûreté; il existe tant d'erreurs là-dessus qu'il n'est pas possible de les dissiper dans une consultation.

Il est temps que celui qui a besoin des soins du dentiste soit convaincu de l'importance de le consulter à temps, afin d'éviter l'extraction. *Le véritable art du dentiste d'aujourd'hui consiste à conserver et non pas à arracher les dents.*

J'ai apporté dans la rédaction tout le soin possible, et je me suis attaché particulièrement à la rendre claire, en n'employant aucun mot technique sans l'accompagner de l'explication nécessaire. J'ai

*

donc lieu d'espérer que les divers sujets qui s'y trouvent traités seront compris de tous, que le lecteur pourra y puiser de précieux renseignements sur les soins à donner à la bouche, et que les personnes qui portent les dents artificielles puissent se rendre compte autant que possible par elles-mêmes, que leurs pièces ou dentiers sont tout ce que l'on peut faire de mieux. Il y a, je crois, deux raisons importantes qui retiennent le public lorsqu'il s'agit de consulter le dentiste : d'abord le manque de confiance dans l'art moderne, et ensuite on ignore quand le savant praticien peut venir à son secours, soit qu'il s'agisse de maladie, soit d'un vice de conformation, ou soit encore de redresser les dents des enfants. L'intéressant sujet de poser les dents artificielles, qui vient de faire de grands progrès, est également très-peu compris.

Personne ne peut nier le rôle important que jouent les dents au point de vue de l'économie du corps humain ; néanmoins j'engagerai tout le monde à se mettre en présence de l'avis exprimé par John Hunter, l'une des grandes autorités de la science. Cet éminent physiologiste a dit, en effet: « *L'importance des dents est si grande que nous devons porter autant d'attention à les conserver en bon état qu'à les soigner quand elles sont malades. Elles demandent cette attention, non-seulement pour leur propre conservation, comme instruments utiles au corps ; mais encore pour les parties voisines dont elles dépendent ; car une maladie des dents peut très-bien attaquer les parties environnantes, et amener des conséquences très-graves.* »

Je ne puis que me rallier à une semblable opinion, et je vais successivement développer les principaux points de ma méthode.

UTILITÉ ET FORMATION DES DENTS

Les dents ont deux buts à remplir : le premier, c'est d'assurer la mastication des aliments, qui, imparfaitement accomplie, peut déranger tout le système de l'économie animale ; et, le second, de donner à la figure une expression agréable, « chose qui n'est pas à dédaigner » dans ce monde, où nous ne sommes pas tous d'une beauté parfaite. De bonnes dents remplissent non-seulement le double objet ci-dessus, mais encore de leur régularité dépend une parfaite prononciation. Un adulte doit avoir trente-deux dents ; un enfant n'en a que vingt.

Le tableau suivant indiquera à peu près les périodes auxquelles se montrent les différentes formes de dents :

De 5 à 8 mois, les quatre incisives centrales.
De 7 à 10 mois, les quatre incisives latérales.
De 12 à 16 mois, les quatre molaires de devant.
De 14 à 20 mois, les quatre canines.
De 18 à 36 mois, les quatre molaires de errière.

A sept ans environ les dents commencent à se montrer dans l'ordre suivant :

De 6 à 7 ans 1/2, les quatre molaires de devant.
A 7 ans, les quatre incisives centrales.
A 8 ans, les quatre incisives latérales.
A 9 ans, les quatre petites molaires de devant.
A 10 ans, les quatre petites molaires de derrière.
De 11 ans à 12 ans, les quatre canines.
De 12 à 13 ans, les quatre secondes molaires.
De 17 à 19 ans, les quatre molaires de derrière ou *dents de sagesse.*

Les dents inférieures apparaissent en général plus tôt que celles d'en haut. Souvent les dents de sagesse n'ont pas encore percé les gencives à dix-neuf ans.

Les dents sont composées de *dentine* (substance dentaire), d'émail et de ciment ou os dentaire. Au bout de la griffe ou racine de chaque dent, se trouve une petite ouverture par où passe un nerf, une veine et une artère, qui portent le fluide vital dans l'intérieur de la dent, et le renvoient de même en longeant la cavité et couvrant la pulpe de la dent.

DENTS DES ENFANTS

Les premières dents des enfants sont seulement temporaires et ne demandent que peu d'attention.

Ce n'est que pendant la sortie de ces dents que les enfants exigent la plus grande attention. Le sirop ci-dessous a été employé pendant plusieurs années en Angleterre et en Amérique avec un succès réputé pour faciliter leur éruption, et soulager l'irritation qui l'accompagne presque toujours. On peut le faire préparer dans toutes les bonnes pharmacies; pour s'en servir, frotter de temps en temps les gencives avec le doigt :

    Prenez : Acide citrique . . . . . . 25 grains.
             Sirop de safran . . . . . 12 grammes.
             Sirop de pavot blanc. . . 4 grammes. Mêlez.

A cette importante époque, il ne faut jamais éloigner les enfants du médecin, car quelques heures de délai peuvent être fatales.

Le meilleur hochet qu'on puisse donner aux jeunes enfants est un anneau en caoutchouc.

Je voudrais surtout prévenir les parents contre la pratique barbare de frotter les gencives avec — ou de donner aux enfants quelques substances dures, telles que le corail ou l'ivoire; dans le but de faciliter la sortie des dents. L'emploi de la lancette est moins douloureux et les effets en sont plus certains; mais, dans ce cas, il faut consulter le médecin pour savoir quand on doit l'employer. Si l'on adopte ce système, les enfants seront préservés de beaucoup de dangers, et les convulsions seront bien moins fréquentes.

Ils feraient bien aussi de faire nettoyer les dents de leurs enfants au moins une fois par jour, parce que, si quelques parcelles d'aliment se logent dans les interstices des dents, la carie peut s'ensuivre ; et l'on sera sûr de prévenir ainsi, d'une manière certaine, la plus cruelle des douleurs, *le mal de dents.* Vers les huit ans, cependant, lorsque les dents permanentes de devant se montrent, il serait désirable que les parents amenassent leurs enfants chez le dentiste de temps en temps, afin de corriger promptement, s'il est possible, les difformités qui pourraient se présenter. Beaucoup de souffrances ultérieures sont dues à la négligence que l'on a eue à cette période critique.

Pour redresser les dents permanentes, lorsqu'elles sont trop serrées ou irrégulières, je suis d'avis que toutes les difformités *sérieuses* qui réclament un secours mécanique soient traitées entre la onzième et la seizième année, surtout rarement après la vingt et unième, car alors on risque de ne pas réussir.

Il est impossible de donner des renseignements qui puissent guider les parents relativement à la manière de faire cette opération délicate, les cas ne se ressemblant pas. Le seul conseil que je dois donner est de chercher un dentiste habile et de suivre son avis. Faute de savoir au juste à quoi s'en tenir à ce sujet, il y a lieu à une grande diversité d'opinions quant au traitement, laissant au dentiste peu consciencieux un champ libre pour l'exploitation de son client ; ce dernier en effet voyant, dans chaque cas d'irrégularité, une occasion d'appliquer une mécanique, et quelquefois se faisant payer un prix exorbitant pour avoir fait ce qui se serait fait tout seul, si on avait laissé agir la nature, fait en d'autres cas subir au patient un long traitement, au moins désagréable, qui ne produit aucun bon résultat. Il n'y a peut-être dans tout ce qui concerne l'art du dentiste rien qui demande plus de connaissances de son art, d'attentions personnelles et de conscience que cette opération. L'âge du patient, l'état de santé, le degré de susceptibilité à l'irritation de l'appareil, le nombre et la condition des dents, la grandeur des dents, la forme et la grandeur de la mâchoire ; tous ces points et d'autres encore ont besoin d'être mûrement pesés avant de décider sur le mode de traitement que l'on doit choisir.

On me demande souvent si la présence de bonnes ou de mauvaises dents chez les enfants peut être prise comme une indication de celles qui doivent les remplacer. Je n'hésite pas à répondre négativement.

Je ne saurais trop blâmer une entente entre le dentiste et les parents pour tromper un enfant souffrant : une fois trompé, l'enfant ne se laisse plus reconduire chez le dentiste, et de là on peut dater la perte prématurée des dents de beaucoup de jeunes personnes.

Je ne puis trop m'élever contre l'habitude de limer entre les dents qui ne sont pas malades, sous prétexte de faire de la place. La personne ainsi traitée sera bien protégée si les dents ne se carient pas à la suite de l'opération.

MALADIES DES DENTS

Ce traité est écrit plutôt à l'intention des adultes que pour les enfants ; car ce n'est guère que dans l'âge avancé que de sérieux dangers se présentent. Le plus grand mal à combattre est la *carie*, et, comme cette affection est la plus insidieuse dans ses attaques et la plus rapide dans ses progrès, on ne saurait trop tôt consulter un dentiste. Beaucoup de personnes hésitent à faire une telle démarche, dans la crainte qu'une visite des dents ne leur soit douloureuse. Cela n'a rien d'étonnant, lorsque l'on considère que jusqu'ici la profession de dentiste a été exercée par un grand nombre de personnes qui se distinguaient plutôt par leur ignorance et l'appât du gain, que par leur habileté. Aujourd'hui, je me fais un plaisir de le dire, la profession commence à être exercée par des hommes qui appartiennent à une classe spécialement élevée, et, par conséquent, quiconque a besoin de consulter un *dentiste* peut être assuré (en s'adressant au véritable praticien), d'être traité honorablement.

Mais on se demandera, comment faire pour distinguer le véritable praticien ? Ce à quoi je répondrai : N'ayez plus de fausse honte de vous en informer, aujourd'hui qu'il est reconnu que le dentiste est nécessaire ; demandez avis à vos amis, à votre médecin ; ils peuvent toujours vous dire quel est celui qu'il faut éviter.

On rapporte le mot suivant du célèbre Dr Bell : un client lui ayant demandé s'il fallait mieux consulter un médecin ou un mécanicien dentiste, il répondit : « *Cherchez un dentiste consciencieux et confiez-vous à lui.* » Je ne peux pas donner un meilleur conseil.

Permettez-moi de revenir à notre sujet, à la *carie*.

Il serait peut-être bon que l'on fût plus au fait des causes de la carie, afin d'attacher plus d'importance aux moyens d'arrêter ses ravages et d'en empêcher l'extension. Les dentistes eux-mêmes ne sont pas tous du même avis sur la cause première de la carie. Il y en a qui prétendent qu'elle est le résultat de la décomposition chimique, dépendant entièrement des lois de la chimie, pour son origine et son progrès ; d'autres croient qu'elle est causée par une action morbide ou maladive du système. Je crois qu'ils ont tous raison. Combien de fois voit-on les dents se gâter simultanément, sans cause apparente pendant la croissance ou la grossesse ! Par exemple, il n'est pas rare de voir attribuer la carie à certains remèdes employés pendant des maladies graves, soit fièvres ou autres ; je pense que l'affaiblissement produit par la maladie en est peut-être plus la cause que les médicaments employés pour la guérison. Le traitement mercuriel, nous le savons, a une influence directe sur les gencives et les dents. D'un autre côté, la carie peut encore se produire quand les mauvaises dents sont héréditaires, l'émail fautif ; ou bien quand les dents se trouvent trop serrées les unes contre les autres, cette pression latérale est la cause de la carie. Il est certain que la salive, ou des matières, soit animales ou végétales qui se décomposent dans la cavité, peuvent accélérer la maladie. L'état des gencives est encore très-important pour la santé des dents, surtout s'il y a commencement de carie, par la présence d'un dépôt acide qui est la suite de négligence ou de maladie de cette partie.

L'état de santé n'a pas été pris assez en considération par le dentiste jusqu'à présent ; on a trop cherché à faire affaire pour s'occuper de l'intérêt de son client. Je suis d'avis que quand on a des doutes que la carie des dents provient d'une mauvaise santé, il est du devoir du dentiste de ne mastiquer que temporairement les dents, en attendant le moment opportun de pouvoir les aurifier définitivement; car il n'est pas rare d'entendre le patient se plaindre de ce que ses dents soient déplombées presque tout de suite, tout convaincu qu'il est que le dentiste n'était pas en défaut. Il est essentiel de ne pas laisser exposer les dents cariées à l'action de la salive pendant une maladie.

Pendant certaines périodes critiques, comme la croissance, il est bon de faire attention à la diète et substituer le pain bis au pain blanc, afin de s'assurer que le matériel nécessaire pour la formation de la structure osseuse des dents ne manque pas ; il est quelquefois indispensable d'avoir recours à l'administration de certains médicaments à cette fin, tels que : phosphate de chaux, ferrugineux, et d'autres toniques, surtout quand les dents se carient chez les jeunes personnes simultanément avec la chute des cheveux, indication certaine de la nécessité de consulter le médecin.

Notre manière artificielle de vivre à présent est probablement une autre cause de faiblesse constitutionnelle : la cuisine d'aujourd'hui ne laisse pas aux dents leur travail légitime à faire, et la santé des gencives se trouve considérablement influencée, ce que nous devons empêcher autant que possible par la brosse à dents et les dentifrices ; à cette intention, dans tous les cas, il faut avoir recours au dentiste, qui enlèvera la carie et remplira la dent; et je ferai remarquer, en passant, qu'une dent cariée ne doit jamais être remplie d'autres substances que d'or pur, quand la dent est disposée à le recevoir. L'or ne change pas la nuance de la dent, et, si par malheur, il faut l'enlever, ou peut le faire sans danger d'accident à la dent. On ne peut trouver rien de mieux et de plus durable. La plupart des gens s'imaginent que l'on peut soi-même remplir ou plomber une dent. C'est une erreur généralement répandue ; car cette opération réclame la plus grande attention, nonseulement pour remplir convenablement la cavité, mais encore pour préparer la dent à recevoir la substance employée. Le point le plus important de l'opération est le soin apporté à la préparation de la dent. L'aurification par elle-même n'a pas de propriété curative ; elle ne fait que remplacer la substance perdue; et, par suite, prévenir l'accumulation de matière corrompue et empêcher la salive d'y avoir accès. La dent a beau avoir été bien remplie, si la carie n'a pas été enlevée, la maladie suivra son cours, quelquefois même lorsqu'on aura apporté le plus grand soin et la plus scrupuleuse attention. Lorsque, par exemple, le patient a une mauvaise santé, tous les soins du dentiste ne pourront empêcher le retour de la carie. *Malheureusement il n'est pas infaillible.* Il est très-important qu'une dent soit aurifiée le plus tôt possible après l'apparition de la carie. Ainsi, il est bon d'aller voir un dentiste de temps en temps, surtout entre les âges de dix-sept et trente-cinq ans, quand elles sont plus sujettes à se carier. Bien des gens renvoient leur visite chez le dentiste jusqu'à ce qu'ils éprouvent quelque douleur; de cette manière, ils courent risque de perdre la dent plutôt que s'ils agissaient autrement. Il est certain que le mal de dents se déclarera tôt ou tard, et chaque mois de retard peut être compté comme une année perdue pour la dent. Il est rare qu'on puisse la remplir avec succès le même jour qu'on la prépare : trop d'empressement d'en finir, soit de la part du dentiste ou du client, est souvent une cause de non-réussite et de perte de la dent. Je prends la précaution, avec succès, depuis quelque temps, quand la dent à remplir est sensible, de protéger le nerf du contact métallique.

Les dents aurifiées dans les conditions les plus avantageuses se conservent dix, quinze et même vingt ans. Il existe encore une autre erreur, c'est l'idée que l'on se fait que le remplissage est une opération douloureuse; le temps qu'exige l'opération est le seul inconvénient que l'on éprouve. Néanmoins, il est des cas où le remplissage ne serait d'aucune utilité; je veux parler des dents qui sont cariées depuis longtemps et qui ont donné lieu à des abcès, « *la plus détestable et en même temps la plus désagréable de toutes les maladies qui attaquent les organes de la mastication.* » En pareil cas, l'extraction est nécessaire, et, malgré la douleur toute naturelle qui accompagne cette opération, le malheureux malade a au moins la consolation de savoir que l'extraction d'une dent *cariée* lui sauvera la rangée tout entière. La nouvelle école des dentistes n'admet l'extraction que dans les cas désespérés. Il faut, cependant, reconnaître la supériorité du nouveau davier de M. Tomes, dentiste à Londres, sur l'ancienne clef de Garangeot. J'emploie cet instrument, parce que je le considère comme le plus sûr en des mains expérimentées, causant le moins de douleur pendant l'opération et ne laissant aucune trace de son passage sur les gencives, ce qui, avec la clef, arrive presque toujours. *Le dentiste devrait avoir pour principe de ne faire jamais souffrir par des opérations inutiles, et de faire souffrir le moins possible dans les opérations nécessaires.*

Relativement aux extractions prétendues sans douleurs, soit sous l'influence du chloroforme, à l'aide de l'électricité, ou par l'application de la glace, je ne puis les approuver : leurs désavantages sont d'autant plus sérieux, que ces moyens ne doivent être employés que d'après l'avis du médecin et en cas d'administration du chloroforme en sa présence.

Le mal de dents se présente dans les périodes les plus avancées de la carie. On ne doit jamais souffrir plus d'une heure, puisqu'il suffit d'une visite chez le dentiste qui, par une simple application et sans la moindre douleur, chassera promptement le mal dont on se plaint.

Nous pouvons aujourd'hui obtenir en quelques heures des résultats qui autrefois auraient demandé trois semaines, et faire disparaître sans douleur aucune (à moins que le nerf ne soit en état d'inflammation) la sensibilité que nous aurions été obligés de détruire par la cautérisation actuelle (c'est-à-dire le fer rouge). Les autres espèces de maladies des dents, que nous pouvons qualifier du nom de névralgies ou douleurs à la face qui sympathisent avec d'autres parties, réclament l'avis et le traitement du médecin.

LES GENCIVES

Il est de la plus grande importance de tenir les gencives en parfaite santé, car d'elles dépend au plus haut point la santé des dents. La maladie des gencives est, avant tout, la cause de la perte des dents.

Les gencives en bonne santé doivent être fermes et d'une belle couleur de corail. Quand elles sont malades, elles exhalent un dépôt acide qui est particulièrement nuisible aux dents cariées et la cause de leur prompte destruction. Elles sont fréquemment atteintes d'affections scorbutiques, qui les rendent molles, rouges et pleines d'un sang noir. Cette maladie est tantôt constitutionnelle, tantôt elle provient de l'usage de forts médicaments administrés pendant le cours de certaines maladies graves. La négligence l'augmente toujours, et, comme les gencives deviennent très-sensibles, le malade ne leur prête plus la même attention qu'auparavant, jusqu'à ce que les dents, quoique très-bonnes, soient devenues graduellement tremblantes. Après avoir enlevé le tartre qui environne toujours le col de la dent, il est souvent nécessaire de scarifier ou de faire ouvrir les gencives avec une lancette, deux ou trois fois en dix jours. Après la première opération, on se trouvera bien de l'usage de la lotion au matico ou bien de la suivante, employée pure, trois ou quatre fois par jour :

<pre>
Prenez : Teinture de ratanhia . . . . 30 gr.
         Poudre d'alun. . . . .   4 gr.
         Poudre de tannin . . . .   2 gr.
         Miel rosat . . . . 30 gr.
         Eau de roses. . . . . 250 gr. Mêlez.
</pre>

Quand la maladie provient de l'usage de préparations mercurielles, et que l'haleine est fétide, j'ai trouvé que le chlorure de potassium, employé en solution comme gargarisme, était d'un très-grand secours pour la bouche. La plupart des petites affections des gencives proviennent de la négligence ou manque de les brosser. Il y a une idée assez répandue que de les frotter leur est nuisible, et beaucoup de monde les évite en se nettoyant les dents ; mais pour commencer il faut que le tartre soit enlevé.

Les autres maladies des gencives sont suffisamment importantes pour attirer l'attention du malade à chercher une consultation.

SOINS DE LA BOUCHE

Lavater a dit, avec raison, que celui qui néglige ses dents fait preuve de sentiments vulgaires. J'irai plus loin que cet éminent physiologiste, et je dirai qu'un tel homme inflige un mal à la société ; car, il est du devoir de chacun de se rendre aussi agréable que possible aux personnes qui l'entourent. Comment un tel homme peut-il remplir cette condition, lorsque le résultat de la négligence des dents est de dénaturer les traits du visage et de rendre l'haleine fétide, chose qui est souvent imperceptible au patient lui-même ? Si l'on prévoyait les conséquences de cette négligence, sans le moindre doute on agirait autrement. Lorsque les dents ne sont pas soignées, elles se décolorent ; l'accumulation du tartre sur leur surface amène bientôt la perte de la rangée tout entière, et, si on laisse exister ce tartre, il arrive graduellement, et sans qu'on s'en aperçoive, à miner toutes les dents ; et les gencives sont tellement affectées par ce dépôt, qu'elles deviennent sensibles et douloureuses au point qu'il n'est plus possible d'employer la brosse à dents. Il ne faut pas confondre le *tartre* avec la *carie*, c'est tout simplement un dépôt terreux de la salive, produit, l'on suppose, par une action morbide de l'estomac. Dès que l'on s'aperçoit de la présence de ce dépôt, il faut de suite consulter un dentiste, et ne pas chercher, à l'exemple de beaucoup de monde, à l'enlever soi-même au moyen de certaines poudres dentrifices spécialement recommandées à cet effet ; car, ces poudres ne font que détruire l'émail des dents et altérer sérieusement leur durée. Le dentiste enlèvera promptement le tartre, à l'aide des instruments que lui seul a l'habitude de manier. On ne doit jamais, sous aucun prétexte, se servir de préparations chimiques ou acides.

DENTS ARTIFICIELLES

J'ai déjà fait connaître dans un autre passage l'importance d'une parfaite mastication pour la santé. Or, si l'on arrive à perdre quelques dents, la santé générale s'en ressent sérieusement. Heureusement qu'on peut avoir recours à la science, et remédier avec succès par son secours aux défauts de la nature. L'art d'imiter les dents naturelles est arrivé à un point de perfection tel, que l'observateur le plus critique et le plus expérimenté a de la peine à distinguer les dents artificielles de celles qui nous sont données par la nature. Il y a beaucoup de gens qui, par un préjugé puéril, ne veulent pas se décider à adopter ce moyen ; mais lorsqu'on pense que la perte des dents peut rendre la figure difforme et engendrer d'autres maux, c'en est assez, je crois, pour se soumettre au *dictum* de la rigoureuse nécessité. D'autres, craignant la dépense, hésitent à employer les dents artificielles ; mais, grâce aux progrès de l'art dentaire, la dépense exigée est bien moins forte. Et cependant je ne désire pas que l'on croie que j'approuve le bon marché chez le dentiste : loin de là (je doute beaucoup si le moins cher est toujours le meilleur marché), je veux seulement rappeler au public qu'il n'est pas nécessaire de payer les prix quelquefois fabuleux qu'on demande, pour être traité scientifiquement et avec conscience. Les honoraires du dentiste doivent être basés sur le prix des matières premières employées et la difficulté du cas. Les râteliers complets en or du véritable dentiste pratique auront toujours leur prix. Une autre crainte existe aussi dans l'idée du public, c'est que pour remplacer les dents naturelles, comme je viens de le dire, il faut nécessairement s'attendre à souffrir.

C'est encore une autre erreur, et je profiterai de cette occasion pour la rectifier. En général, quand les dents se gâtent ou se carient, les racines ou griffes sont encore laissées intactes. A moins que ces racines ne se trouvent elles-mêmes malades, aucun dentiste qui connaît son état ne voudrait conseiller de les extraire, parce que leur présence, non-seulement conserve la forme primitive à la mâchoire, mais encore elles servent matériellement à soutenir les pièces artificielles que l'on a à poser. Les dents artificielles sont faites d'une grande variété de matières, savoir : hippopotame, dents humaines et compositions minérales; mais beaucoup dépendent de la matière sur laquelle elles sont montées. L'or, le platine, l'argent sont ce qu'on emploie généralement ; toutes ces substances sont bonnes sous certaines conditions. Mais mon expérience dans la profession me dit de recommander l'usage de l'or, comme base de la pièce, lorsque les moyens du malade et la conformation de la bouche le permettent, pour deux raisons toutes simples : 1° Il occupe moins d'espace, et comme il est moins oxydable et bien plus durable que toute autre substance, ses avantages sur tous les autres métaux sont incontestables. On doit toujours laisser le dentiste libre de choisir la manière de poser les dents artificielles, car lui seul est compétent pour en juger. Il est bien difficile de décrire les innombrables méthodes de les faire et de les poser : cela est si clair qu'on ne saurait en adopter une de préférence, car les cas diffèrent à un si haut degré qu'un dentiste, si étendue que soit sa pratique, rencontre rarement deux fois le même cas. Il suffit d'établir que la vieille méthode de les attacher au moyen de fils métalliques et de ligatures a été complétement abandonnée, et que, lorsqu'elles sont construites sur les principes les plus scientifiques, elles doivent aider la mastication et l'articulation et empêcher les dents restantes de se dévier. Les dents artificielles sont trop fréquemment considérées comme de simples objets d'ornement ou de parade : rendre à la bouche sa régularité est le moindre des avantages qu'on en retire, et, à moins que de faire une cuisine spéciale dont les moyens ne sont pas donnés à tout le monde, l'absence des molaires est trop fréquemment la cause ignorée des maladies de l'estomac, provenant d'une mastication incomplète; en outre, par l'impossibilité de pouvoir digérer de la viande, on s'habitue aux légumes féculents et farineux, cause principale du développement de l'excès de l'embonpoint et des différentes affections qui en résultent. Voilà un sujet qui n'a pas été assez

sérieusement étudié sous ce point de vue. Il n'est pas cependant dif
ficile à comprendre qu'un tel régime, joint à une vie sédentaire et
peut-être à une prédisposition à engraisser (à l'âge ou l'on perd
les grosses dents), doit nécessairement amener cette affliction, et
je suis convaincu, d'après mes observations, que c'est du côté du
régime et par le remplacement des dents perdues que l'on trouvera
à combattre cette infirmité disgracieuse et gênante. MM. les mé-
decins qui ont écrit sur ce sujet n'attribuent pas assez d'importance à l'emploi des dents artificielles, probablement dans la crainte
de paraître faire de la réclame (car je les crois généralement con-
vaincus de leur utilité) ; il faut cependant que la vérité soit dite et
comprise tôt ou tard. Je ne veux pas prétendre que pour la perte
d'une seule dent, il soit nécessaire toujours de la remplacer ; mais
en cas de manque de deux ou trois, d'après mon avis, cela est indispensable à la santé des autres. Il est peut-être inconnu de la
plupart de mes lecteurs que, du moment de la perte de deux dents
à côté l'une de l'autre, la dent de la mâchoire opposée, ne trouvant
plus de soutien, sort graduellement de son alvéole, et au bout d'un
certain temps, devient chancelante et douloureuse. L'art dentaire
est d'autant plus spécial, que la plupart des personnes qui portent
des dents artificielles tendent à le cacher, et, plus le travail est bien
fait, plus on est tenté de le cacher. *Le dentiste lui-même doit d'hon-
neur garder le secret.* Voilà pourquoi les moyens même qui, dans
beaucoup de professions, sont la source légitime du succès, *l'adresse
et l'habileté*, sont presque toujours perdus pour le dentiste, qui se
voit obligé d'employer pour sa propre défense quelque publicité
légitime, telle que le sujet suivant ; surtout lorsqu'il a en main des
moyens que ses confrères ne peuvent faire valoir.

Je pourrais parler ici de la *Vulcanite* ou *Coralite*, comme d'une
autre substance récemment employée d'une manière générale. La
Vulcanite possède sans doute de grands avantages ; mais aussi ses
désavantages ont déjà été un obstacle à sa générale adoption. Je
veux parler surtout de son extrême fragilité, et la quantité volu-
mineuse de substance qu'il faut employer pour lui donner la force
nécessaire pour supporter les dents. *Depuis son introduction dans
la pratique, je me suis occupé de rechercher un moyen de remédier*

aux défauts dont je viens de parler, et je suis heureux de dire que
mes efforts ont été couronnés des succès les plus heureux, grâce à un
perfectionnement dans la manière de construire les pièces en Vulcanite, perfectionnement pour lequel j'ai pris depuis un brevet s. g.
d. g. Je suis à même, maintenant, de me servir de cette substance-là
dans des circonstances ordinaires où il eût été impossible de l'employer, et je puis ajouter consciencieusement que, dans beaucoup de
cas, elle a été trouvée égale, et souvent supérieure, à l'or lui-même.
En la montant sur l'or, l'artiste fait une pièce qui est un vrai chef-
d'œuvre de son art. Il n'est pas dur aux gencives et lourd comme les
pièces toutes en métal; l'action galvanique et le contact métallique
avec les dents est évité; il est moins cher que l'or et plus durable que
l'hippopotame. Ma méthode est spécialement utile lorsqu'il y a perte
de substance à la bouche par absorption ou dépérissement, causant
une grande altération dans la contenance; elle me permet de combler
les lacunes sans faire la pièce trop épaisse là où l'épaisseur n'est pas
absolument nécessaire. Elle remplacera l'emploi de l'hippopotame
ou de l'os pour trois raisons importantes : les dents ne se gâtent pas,
elles ne changent pas de couleur, et ne communiquent à l'haleine
aucune odeur désagréable, comme fait l'hippototame après avoir été
porté quelque temps. Dans les cas de palais artificiels et de fausses
gencives pour remplir les joues creusées, elle est solide et légère à
la fois.

Je ne peux mieux expliquer ma manière de faire qu'en donnant
un extrait de l'article de " la France Industrielle " du 5 mars
1863. Parlant des pièces en Vulcanite ou caoutchouc, l'on dit :

« L'inconvénient de ces sortes de dentiers était de nécessiter une
trop forte épaisseur de vulcanite pour pouvoir résister à la pression
des mâchoires. M. Barwis obvie à cet inconvénient en fixant les
dents à l'extrémité d'un tissu métallique, assez serré, qui tient toute
la profondeur du dentier, et qu'on recouvre ensuite des deux côtés
d'une couche de vulcanite de manière à modeler la forme du palais.
L'effet de ce tissu métallique est d'offrir sur toute la surface du dentier une grande résistance, suffisante, pour ainsi dire, à elle seule,
et qui permet ainsi de diminuer autant que possible l'épaisseur de
vulcanite. Grâce à ce système, aussi simple qu'ingénieux, et pour

lequel il est breveté, **M. Barwis** *construit des dentiers qui sont d'une grande légèreté, très-solides, etc.* »

Dans les cas de grande sensibilité des gencives, et lorsque tous les autres moyens ont échoué, j'applique une feuille de gutta-percha entre la pièce et les gencives (l'invention d'un dentiste à Londres), qui fait que les personnes qui jusqu'alors n'avaient pu supporter les pièces artificielles, les portent sans gêne et avec grande satisfaction.

Un point important dans la confection des dentiers et pièces artificielles (malheureusement trop souvent presque totalement négligé), est l'articulation des dents. Pour assurer une mastication complète, il faut que la surface broyante des dents fausses soit irrégulière, afin de permettre au patient de pouvoir broyer les aliments comme dans l'état normal de la bouche, la majorité des pièces artificielles sont fabriquées sans égard à ce point essentiel; si cette surface est unie et polie, il n'est pas possible au patient de saisir les aliments; ils glissent dessus et la mastication est difficile et imparfaite. Une autre chose importante pour ceux qui portent des pièces partielles est la nécessité d'éviter quand on peut le faire, le contact métallique avec les dents; que le métal touche les gencives n'est pas souvent désavantageux, mais avec les dents il est souvent la cause de leur perte prématurée, surtout chez les personnes de faible santé, souffrant de maladies de l'estomac. Les acides de la bouche, entretenant une action galvanique entre la plaque et les crochets, amènent la destruction des dents naturelles sur lesquelles la pièce se trouve posée.

Une pièce bien faite doit permettre au patient de la retirer à volonté afin de la nettoyer.

Les pièces, appelées à succion, sont communes à tous les bons dentistes, elles demandent une grande précision dans l'articulation et dans l'adaptement à la bouche, elles ont le désavantage de couvrir le palais et sont gênantes pour commencer.

Les défauts des pièces en hippopotame se résument ainsi : elles commencent à se décomposer, depuis le moment de leur introduction dans la bouche; s'il y a des dents restantes se trouvant en contact avec un corps en état de décomposition, elles se gâtent, et la pièce, trop blanche pour commencer, jaunit graduellement et devient au bont d'un certain temps désagréable à l'odorat et nuisible à la santé, et la personne est forcée de la renouveler.

On me demande souvent pourquoi l'on voit tant de pièces mal réussies, même celles sortant de chez les dentistes célèbres; je crois que la raison n'est pas difficile à deviner. La pièce est confiée à un ouvrier qui, ne voyant pas la bouche, se rapporte entièrement au modèle qui est souvent imparfait, et la pièce ainsi faite n'est plus un objet d'art, mais se trouve fabriquée presque sans égard à la physionomie, et souvent à la bouche de la personne. Pour bien réussir, il faut que le dentiste soit assez artiste et qu'il ait le temps de diriger lui-même son atelier; *dans le cas contraire, l'état du dentiste n'est plus un art, mais un commerce.*

Il est surtout très-important que le client, pour son propre intérêt, ait pleine confiance au dentiste qu'il doit consulter afin de suivre son avis sur la manière dont sa pièce doit être faite. Ainsi, informez-vous de celui que vous devez choisir, afin que vous puissiez ne pas avoir la crainte même de faire fausse route! Les dents artificielles les mieux faites ne peuvent déchirer les aliments comme les dents naturelles; tout ce qu'il faut attendre d'elles, c'est de les broyer, elles ne peuvent remplacer que partiellement celles qui sont perdues. C'est déjà beaucoup gagner, qui donc pourrait hésiter à les adopter?

CONCLUSION

Le rôle des dents, dans l'économie humaine, est d'une telle importance, qu'il n'est pas permis à l'homme de négliger leur étude: leur *carie* et leur perte prématurée doivent être déplorées par tout esprit intelligent. Avant de conclure, je crois nécessaire d'énumérer ici quelques maximes pour servir de guide général dans le traitement de ces organes essentiels de la mastication. La propreté est la première chose à observer. Brossez fréquemment vos dents et vos gencives, mais mettez le plus grand soin dans le choix de la brosse que vous devez employer. Il faut les choisir à poils inégaux et aussi durs qu'il vous sera possible de les supporter. Après vous être servi de la brosse sur les surfaces broyantes et latérales des dents, brossez les dents de devant d'en haut *de haut en bas*, et celles d'en bas *de bas en haut.* Évitez surtout de brosser violemment les dents de haut en bas. Quand je dis brosser, il faut comprendre d'employer assez de frictions pour pouvoir enlever le tartre à mesure qu'il se forme; *il est trop d'habitude de se rincer la bouche avec quelque eau dentifrice sous l'impression que c'est assez de soins à donner à la bouche.* Pour les dents des enfants, une brosse douce et de l'eau tiède employées une fois par jour, est tout ce qu'il faut. L'eau doit être tiède, et l'on doit mettre la plus grande perspicacité dans le choix des poudres ou élixirs que l'on emploie. Je me suis abstenu, depuis près de dix ans que j'exerce à Paris, de recommander quelque poudre ou élixir dentifrices, m'étant seulement borné à attirer l'attention de mes clients sur l'importance du choix de ces préparations. Mais voyant combien il est difficile au public de distinguer les qualités nécessaires à ces préparations, et, pendant ces derniers temps, ayant eu l'occasion de m'assurer des propriétés d'un nouveau composé au Matico, duquel, je m'empresse de le dire, j'ai obtenu des résultats extraordinaires et inattendus, comparativement à celles que j'ai eu l'habitude d'employer jusqu'à ce jour, la difficulté de se procurer les feuilles et le temps que réclame la préparation de ses composés, m'ont décidé à les faire préparer sous ma propre direction. De cette manière, mes clients auront une garantie de plus de la pureté de ces produits indispensables à la toilette, et profiteront du savoir que j'ai acquis pendant plusieurs années d'études et de pratique pharmaceutique. Parmi les nombreuses préparations offertes au public sous forme d'*Élixir, Opiats et Poudres dentifrices,* je regrette d'être obligé de dire que, dans ces produits, on a beaucoup plus cherché à flatter l'œil et le palais qu'à être utile aux organes que ces préparations prétendent entretenir dans un parfait état de santé. Il arrive quelquefois aux personnes qui portent de fausses dents que les gencives se trouvent irritées, enflées ou couvertes de petits boutons. La lotion au Matico, employée chaque jour à l'aide d'une brosse douce, préviendra tout cela et donnera à la bouche la fraîcheur la plus agréable. Néanmoins, dans mes composés, le palais n'a pas été totalement oublié, car l'Élixir et la Poudre dentifrices, d'un emploi très-facile, communiquent à l'haleine une odeur agréable, tout en conservant entièrement leurs propriétés astringentes, antiseptiques et anti-acides. On a tort de s'habituer à manger sur un côté de la bouche; s'il y a une dent sensible qui empêche, il faut la faire guérir, autrement les autres en souffriront.

Les cure-dents sont indispensables, et ceux faits en plume sont les plus élastiques et les meilleurs; il faut éviter d'employer les cure-dents métalliques. Avec tous les soins possibles, vous ne pourrez peut-être pas éviter les ravages de la *carie*. Alors, n'hésitez pas à consulter un dentiste; il sait ce qui convient, et, s'il est loyal, il ne fera que ce qui est rigoureusement nécessaire. N'essayez jamais de vous soigner vous-même; tâchez de vous rappeler que le traitement des dents demande une étude spéciale et une grande expérience.

A ceux qui sont forcés de porter des dents artificielles, je dirai que les pièces *partielles* doivent être portées continuellement, ayant seulement soin de les retirer journellement pour les nettoyer, mais que les râteliers complets doivent toujours être enlevés le soir en se couchant et mis dans de l'eau froide, à laquelle on aura ajouté un peu d'eau de Cologne.

Ma tâche est terminée. Si j'ai réussi à donner quelques connaissances ou à attirer l'attention sur la nécessité de conserver les dents, j'aurai atteint le but que je me suis proposé, et je me trouverai récompensé des soins que j'ai donnés à la composition de cette notice.

B. BARWIS,

Chirurgien-Dentiste.

10, rue d'Alger, à Paris, de 10 à 4 heures.

PARIS. — IMP. V. GOUPY ET Cᵉ, RUE GARANCIÈRE, 5.